DE L'ARSENIC

CONSIDÉRÉ

SOUS SES DIVERS POINTS DE VUE,

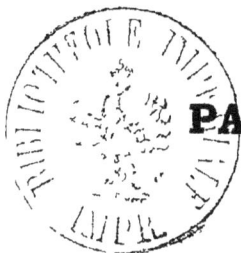

PAR V. SIGNORET,

de PARIS (Seine),

Docteur en Médecine,

Pharmacien de l'École de Paris.

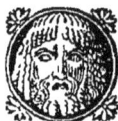

MONTPELLIER,

JEAN MARTEL AÎNÉ, IMPRIMEUR DE LA FACULTÉ DE MÉDECINE,

rue de la Préfecture, 10.

1845

A MON PÈRE.

A MA MÈRE.

V. SIGNORET.

DE L'ARSENIC.

La partie de la toxicologie qui s'occupe spéciale-
ment de l'arsenic et de ses diverses préparations,
est une de celles qui ont été le plus approfondies.
Cela n'étonne pas l'observateur qui se rappelle les
nombreuses applications de ce métal, sous différentes formes, soit à la destruction de quelques
animaux nuisibles, soit aux arts, soit enfin à la
thérapeutique. Par cet emploi multiple de l'acide
arsénieux, s'explique la déplorable facilité avec
laquelle des mains coupables peuvent s'emparer de
cette substance, et la faire servir à l'accomplisse-
ment de projets criminels. Aussi, dans ces dernières années surtout, les tribunaux ont-ils retenti

de débats célèbres, dans lesquels la science a dû intervenir pour aider de ses lumières l'action de la justice. Les graves questions soulevées et débattues dans l'enceinte judiciaire, ont été portées et agitées de nouveau dans les Ecoles et dans les Académies. Ces discussions profondes, appuyées sur des travaux sans nombre et sur des expériences consciencieuses, ont assez éclairé ce sujet important, pour que le chimiste et le médecin légiste puissent, dans tous les cas, formuler des conclusions vraies et légitimes.

Nous n'avons pas la prétention d'étudier à fond l'arsenic et ses diverses préparations, son action sur l'économie, comme moyen thérapeutique ou comme poison; cependant nous insisterons sur les points les plus intéressants de ce métal, et sous le rapport de la matière médicale et de la thérapeutique, et sous le rapport des effets toxiques. Nous serons ainsi amené à présenter quelques observations sur les différens procédés qui ont été mis successivement en usage pour découvrir ce poison; nous discuterons la valeur de quelques-uns d'entre eux; enfin, nous nous estimerons heureux si nous avons pu démontrer que cette question, toute palpitante d'intérêt, ne nous était pas inconnue.

De l'arsenic et de ses principales préparations.

Je ne m'arrêterai pas à faire l'histoire de l'arsenic. Sa connaissance semble remonter à une époque reculée : Galien, Dioscoride, et plus tard Avicenne, en parlent ; mais les recherches que les médecins modernes ont été obligés de faire sur l'arsenic, afin de répondre aux diverses questions qui leur étaient adressées par les magistrats, ont jeté un grand jour sur la connaissance des propriétés de ce métal (1).

(1) On pourrait expliquer le silence des auteurs anciens sur les poisons en général, par le serment que prononçaient ceux qui voulaient pratiquer la médecine : les Grecs surtout défendaient expressément de parler ou d'écrire sur les propriétés toxiques de certaines substances. Sans doute que le législateur avait pour but de rendre les empoisonnemens moins fréquens, par cela même que les substances capables de produire ce genre de mort étaient inconnues de la plupart des citoyens. Une pareille loi, il faut l'avouer, était trop sévère ; car l'homme de l'art doit connaître les poisons et leurs effets toxiques, pour pouvoir les combattre dans les cas d'intoxication. Mais aussi ne donne-t-on pas trop de retentissement à un débat scandaleux, et ne met-on pas ainsi dans les mains de certains individus une substance dont ils ignoraient l'existence, ou du moins les effets terribles qu'ils exercent sur l'économie animale?

L'arsenic pur, récemment sublimé, a un aspect gris, brillant, métallique; pulvérisé, il ressemble à du charbon animal, mais il est facile de l'en distinguer; car, si l'on projette de l'arsenic sur des charbons incandescents, on sent immédiatement une odeur alliacée, analogue à celle du phosphore placé dans de semblables circonstances. Le charbon, au contraire, brûle sans odeur sensible. Si, pour quelques auteurs, l'étude de l'arsenic comme corps simple est de peu d'importance en toxicologie, puisqu'il n'aurait pas d'action délétère sur l'économie animale; d'autres observateurs prétendent, au contraire, qu'il est vénéneux. Ne pourrait-on pas expliquer cette dernière opinion par la facilité avec laquelle l'arsenic passe à l'état d'acide arsénieux?

Mais si l'arsenic n'agit pas par lui-même comme poison, il n'en est pas de même de ses combinaisons : c'est ainsi que l'acide arsénieux, les arsenites, l'acide arsenique, les arséniates, etc., corrodent les tissus d'une manière effrayante, et peuvent frapper de mort avec une très-grande rapidité.

L'acide arsénieux est le plus souvent employé dans un but criminel. C'est lui qu'on trouve principalement dans le commerce, et qui est ainsi à la disposition du public. Il est connu dans le vulgaire sous la simple dénomination d'*arsenic;* quelques chimistes l'appellent *oxyde blanc d'arsenic.* Récemment fabriqué, il a une transparence égale à celle

du cristal ; mis en contact avec l'air , il perd sa transparence primitive , et devient blanc de lait. Plusieurs réactifs peuvent servir à le faire reconnaître.
L'eau de chaux , mélangée à une dissolution d'acide
arsénieux , donne un précipité blanc d'arsenite de
chaux. L'acide hydrosulfurique, gazeux ou dissous,
détermine la formation d'un sulfure jaune doré (orpiment). Le nitrate d'argent fournit sur-le-champ
un précipité jaune (arsénite d'argent). L'acide arsé-
nique est solide, blanc, incristallisable, plus vénéneux que l'acide arsénieux; il est très-soluble dans
l'eau, et attire l'humidité de l'air. Celui-ci, avec le
nitrate d'argent, donne un précipité rouge-brique
(arséniate d'argent), qui est soluble dans les acides
et les alcalis.

L'acide arsénieux est, pour ainsi dire, sans action sur le lait, le bouillon, le vin, le café : en un
mot, sur les liqueurs, soit végétales, soit animales,
ainsi que sur les alimens solides avec lesquels il est
incorporé.

Ces quelques mots nous ont semblé indispensables,
afin de parler plus tard de l'arsenic en connaissance
de cause , quand il s'agira des différens moyens
propres à le faire retrouver dans l'économie.

Matière médicale.

L'arsenic ou ses combinaisons forment la base de
plusieurs médicamens , et se trouvent dans d'au-

tres préparations en plus ou moins grande quantité.

L'acide arsénieux, un des poisons les plus dangereux, est employé en médecine à l'intérieur comme à l'extérieur du corps. A l'intérieur, il est prescrit en dissolution dans l'eau, sous forme de poudre, de pilules. Qui ne connaît les pilules asiatiques de Barton? Chaque pilule contient un douzième, un dix-huitième de grain d'acide arsénieux; du reste, c'est au praticien à savoir varier la dose de cette substance énergique. En chirurgie, on emploie depuis longtemps la poudre arsenicale du frère Côme ou de Rousselot.

Parmi les sels arsenicaux, plusieurs sont assez souvent mis à contribution : c'est ainsi que l'arsenite de potasse forme, avec l'acide arsénieux, la base de la liqueur de Fowler.

L'arséniate acide de potasse et l'arséniate neutre de soude sont préférés pour l'usage médical. La liqueur arsenicale de Pearson est composée d'arséniate de soude cristallisé et d'eau distillée. L'arséniate de fer est assez souvent employé à l'intérieur. M. Biett fait usage de la formule suivante : arséniate de fer, 3 grains; extrait de houblon, 2 gros; poudre de guimauve, quantité suffisante, pour 48 pilules : chacune d'elles contient un sixième de grain d'arséniate.

On connaît encore l'iodure d'arsenic, le sulfure d'arsenic jaune qui forme la base de la poudre fébrifuge de Hecker; enfin, l'orpiment se trouve dans la plupart des pâtes épilatoires.

Je n'ai fait qu'énumérer les principales substances médicamenteuses où l'on trouve de l'arsenic ou un de ses composés. Il est facile de reconnaître qu'il est d'un usage parfois trop fréquent, surtout lorsque certains malades usent d'une de ces préparations, sans vouloir se soumettre aux conseils du médecin; car on ne saurait jamais user de trop de prudence dans l'emploi d'une substance aussi redoutable. Cependant il ne faudrait pas conclure de cette action délétère, que l'arsenic a été employé en médecine seulement de nos jours. Il a été mis en usage en thérapeutique, on peut le dire, dès les premiers momens où il a été connu des anciens.

Thérapeutique.

On a cherché à étudier l'action physiologique de l'arsenic sur l'homme, afin de déterminer les cas où il peut convenir sous le rapport thérapeutique. Ainsi, Harles et plus tard Biett et M. Cazenave ont fait connaître les phénomènes que présentaient les individus soumis aux préparations arsenicales; les voici :

Dès les premiers jours de l'administration de ce médicament, le mouvement péristaltique des intestins est augmenté; le malade éprouve un sentiment

de constriction à la gorge ; l'énergie du pouls est
tantôt augmentée, tantôt diminuée. A petites doses,
augmentation de l'appétit ; à fortes doses , l'appétit
au contraire se perd complétement ; il survient de
la soif, des évacuations alvines plus ou moins nombreuses ; il y a aussi augmentation notable de la
sécrétion urinaire, alternant souvent avec la transpi-
ration cutanée. A des doses un peu élevées, Harles
prétend avoir pu produire une espèce de fièvre
intermittente , mais qui cependant n'était jamais
régulière. Quelques connaissances que l'on aie sur
l'action physiologique de l'arsenic , je ne pense pas
qu'on puisse, dans tous les cas , en déduire des con-
séquences plus ou moins justes , plus ou moins pré-
cieuses pour la thérapeutique.

En effet , la connaissance que nous avons de la
manière d'agir des médicamens est toute empirique ;
et, avec plusieurs professeurs, nous pouvons dire
que les agens thérapeutiques produisent dans tout
le système vivant ou dans les organes en particu-
lier , de vraies altérations, qui diffèrent des altérations maladives seulement pour le résultat. Nous
pouvons ajouter que les effets des médicamens ne
peuvent avoir lieu que dans un corps malade , en
sorte qu'on ne saurait toujours rendre raison de
leur action par les phénomènes qu'ils occasionnent
dans un corps sain. Enfin , des effets physiologiques
on ne peut pas arriver à la connaissance des effets

thérapeutiques; car un médicament quelconque, administré convenablement à un malade, ne s'adresse qu'à l'affection morbide, n'attaque que cet état maladif, et reste sans effet ou produit des effets différens, donné dans d'autres circonstances. Ainsi, le quinquina est tonique, mais en même temps fébrifuge : croit-on que tout autre tonique pourrait le remplacer comme antipériodique? L'expérience a répondu négativement.

L'arsenic a été administré dans une foule de maladies : ainsi, dans le traitement des fièvres intermittentes, il a joui et jouit encore d'une réputation qui lui a été de tout temps contestée.

Les préparations arsenicales, comme fébrifuges, sont connues depuis fort longtemps; tantôt abandonnées, tantôt reprises, elles ont de temps à autre éveillé l'attention clinique des praticiens. C'est surtout dans les journaux de médecine anglais et américains qu'on peut voir combien l'arsenic est devenu familier entre les mains des médecins de ces contrées. En 1810, Fodéré publia un mémoire pour prouver l'innocuité des préparations arsenicales, et en même temps leur efficacité contre les fièvres périodiques. Il cite un grand nombre d'observations à l'appui de ce qu'il avance, et parle de plusieurs médecins qui auraient expérimenté comme lui avec succès. Nous voyons qu'à Montpellier, dès cette époque, on avait voulu connaître tout l'avantage qu'on pouvait retirer de l'arsenic, puisque, dans les recherches de Fodéré, nous trouvons que M. le professeur Lordat l'avait employé dans plusieurs cas. Dans ces dernières années, M. Boudin, à Marseille, a repris cette médication, et prétend en avoir retiré de grands avantages. On ne saurait donc nier, ce nous semble, la vertu fébrifuge de l'arsenic, vertu qui a été constatée par des praticiens de pays différens, d'époques différentes, et agissant sur des individus qui n'étaient pas nécessairement dans les mêmes conditions.

Le métal qui nous occupe a été vanté et employé contre des affections nerveuses diverses, des névralgies, épilepsies, angines de poitrine. Les préparations arsenicales semblent jouir d'une efficacité réelle dans les névralgies, surtout celles qui reviennent périodiquement et qui résistent souvent au quinquina, au sulfate de quinine, administrés à des doses assez élevées. Fowler rapporte plusieurs exemples de guérison dans des cas semblables.

L'arsenic, et dans ces dernières années l'iodure d'arsenic, a été préconisé dans le traitement de la diathèse cancéreuse. Malheureusement nous ne pouvons pas regarder ce médicament comme un véritable spécifique de cette affection si grave, qui jusqu'à présent s'est jouée de tous les moyens mis en usage pour la combattre.

S'il faut en croire Biett et M. Cazenave, son élève,

ce médicament réussirait très-bien contre certaines
maladies cutanées. Biett cite une demoiselle âgée de
20 ans, qui fit usage pendant trois ans, à petites
doses, de la solution de Pearson, et qui guérit d'un
eczema qui couvrait toute la peau et durait depuis
l'âge de 7 ans. La guérison s'est maintenue, et la
malade n'a plus rien éprouvé.

Sans nous arrêter à la propriété anthelmintique
qui lui est accordée, nous devons reconnaître que
l'arsenic est d'une grande utilité à l'extérieur contre
certains ulcères cancéreux; on connaît les différentes
pâtes arsenicales qui ont été successivement préco-
nisées. Nous n'ajouterons ici qu'un mot, c'est qu'il
faut être très-réservé sur la quantité de la pâte à
mettre en usage; car une partie assez considérable
d'arsenic pourrait être absorbée, et produire les
effets toxiques qu'on lui connaît.

Enfin, une de ses préparations a été vantée, pour
ainsi dire, comme antidote : c'est ainsi que, dans
les *Transactions médico-chirurgicales* de Londres,
on conseille l'arsénite de potasse contre la morsure
des serpens vénimeux.

En nous résumant, nous sommes forcé de reconnaître que l'arsenic jouit réellement d'une propriété
antipériodique bien marquée; seulement l'homme
de l'art ne saurait jamais agir avec trop de circons-
pection. Cependant il ne faut pas pousser la timi-
dité jusqu'à l'exclure de la matière médicale; celle-

ci contient bien d'autres poisons aussi énergiques, et qui pourtant sont tous les jours utilisés en thérapeutiques; c'est ainsi qu'on a souvent recours au sublimé corrosif, à la noix vomique, à la ciguë. C'est au praticien à bien préciser les cas où l'on peut l'administrer, les doses qu'il peut prescrire, et à en surveiller enfin les effets. Fodéré, M. Boudin, dans ces dernières années, ont cherché à établir les indications de ce métal comme antipériodique.

Quelques auteurs dotent encore l'arsenic d'une propriété résolutive réelle; c'est comme résolutif qu'il a été employé contre les cancers, certains engorgemens, ceux de l'utérus, par exemple. Nous avons déjà vu ce qu'il fallait penser de ce prétendu spécifique du cancer.

Un mot en passant sur le mode d'administration et sur les doses des arsenicaux.

Il se présente quelquefois des cas où les préparations arsenicales ne peuvent être administrées : ainsi, il faut éviter de les employer chez les femmes irritables, chez les individus pléthoriques, ceux atteints de fièvres inflammatoires ou prédisposés aux hémorrhagies actives Les malades atteints de fièvre hectique ou de consomption ne peuvent en supporter l'usage.

L'acide arsénieux s'emploie en solution, en pilules et en poudres composées : on commence par un 25e de grain, on peut arriver à un grain.

C'est cette dernière dose qui est prise en plusieurs fois dans le courant de la journée pour combattre les fièvres intermittentes. Dans les maladies chroniques, on n'emploie presque toujours que des doses minimes, la continuité suppléant à l'intensité d'action du médicament.

L'iodure d'arsenic s'administre à la dose d'un demi-grain ; extérieurement, on peut l'incorporer à l'axonge.

Les sulfures forment la base de pommades, mais peuvent également être pris à l'intérieur : c'est généralement à la dose de 1 à 3 grains.

L'arsénite de potasse forme la base de la liqueur de Fowler, dont on donne de 5 à 20 gouttes, trois fois par jour dans un verre d'eau.

L'arséniate de soude, solution de Pearson, est prescrit à la dose de 12 à 24 gouttes, trois fois par jour.

L'arséniate de fer se donne à la dose d'un 5e de grain à 1 grain.

Effets toxiques des arsenicaux.

Nous allons énumérer d'abord les symptômes que présente un individu à la suite des intoxications arsenicales ; nous serons ainsi conduit à distinguer ces symptômes de certaines manifestations morbides ayant le même siége, mais sous la dépendance d'affections de nature diverse.

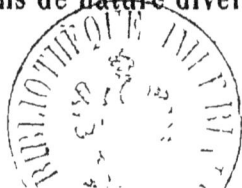

D'après la plupart des auteurs qui se sont occupés de toxicologie, voici quels sont les symptômes qui se manifestent :

Saveur d'abord peu désagréable, mais ensuite âpre, métallique ; bouche fétide, ptyalisme fréquent, crachotement continuel, agacement des dents, constriction du pharynx et de l'œsophage, nausées, vomissemens de matières muqueuses mêlées de stries sanguines : ordinairement ces vomissemens ne se montrent pas immédiatement après l'ingestion du poison, le plus souvent ils ne surviennent que quelques heures après. La soif est intense, et les boissons les plus douces sont rejetées aussitôt après leur ingestion ; les coliques sont plus ou moins violentes et suivies d'évacuations alvines : les matières des vomissemens et des selles, d'abord sanguinolentes, deviennent ensuite brunâtres.

Il y a en même temps anxiété précordiale, douleur avec chaleur et même sentiment de brûlure dans la région de l'estomac : la moindre pression dans ce point est insupportable. Parfois, avec cette sensation de chaleur intérieure, se manifeste un état de spasme général, un froid glacial ; il semble que toute la vitalité se soit concentrée du côté de la région précordiale : c'est qu'en effet un mouvement fluxionnaire des plus violens s'opère du côté des viscères abdominaux. Le pouls est petit, fréquent, concentré, irrégulier, quelquefois lent et

inégal ; syncope ; respiration fréquente , difficile ;
altération des traits de la face ; un cercle livide
entoure les paupières ; pâleur de la peau et quelquefois état violacé de ce tissu , qui donne aux
empoisonnés l'aspect des cholériques.

Tels sont les principaux phénomènes morbides
observés le plus souvent par les toxicologistes à la
suite de l'empoisonnement par l'acide arsénieux. Si
la mort est prochaine , la prostration des forces aug-
mente , le corps se couvre de taches livides , il y a
délire, convulsions, souvent accompagnées d'un
priapisme insupportable, enfin mort.

D'autres fois le malheureux empoisonné peut
vivre quelques jours, et alors le pouls se développe
et reste fréquent ; les battemens du cœur sont plus
forts ; le visage s'injecte, se colore ; la peau se
couvre de sueur ; l'urine est rouge et dans certains
cas sanguinolente. Cependant la langue se racornit ,
présente une couleur noirâtre ; le ventre se bal-
lonne ; l'affaissement est général ; le pouls devient
dépressible, à peine sensible, et le malade s'éteint.

Ce tableau symptomatologique est loin d'être
constant. En effet, on a vu des individus qui n'ont
présenté avant leur mort d'autres phénomènes morbides que quelques syncopes : c'est ce qui arriva ,
d'après Chaussier, à un homme qui avait avalé de
gros fragmens d'acide arsénieux. Rapprochez ce
cas de celui où le malheureux est en proie à des

convulsions terribles, exprime avec force les souf-
frances qu'il éprouve, se roule sur le carreau, et
appelle à grands cris la mort. Le médecin ne peut
donc pas conclure qu'il n'y a point d'empoisonnement par l'arsenic , par cela seul qu'il n'aurait pas
pu constater tous les symptômes qui suivent ordinairement l'administration de ce toxique.

Une autre remarque qui découle nécessairement
de cette étude symptomatologique , c'est que, dans
l'appréciation d'une maladie , il ne faut jamais perdre
de vue les conditions individuelles. Sans doute ,
l'arsenic ingéré, porté dans le corps d'un individu,
produira toujours certains effets qu'on peut prédire
d'avance ; mais ces effets seront plus ou moins
graves, plus ou moins dessinés, suivant les prédis-
positions que présentera l'empoisonné. C'est ce que
le praticien ne doit jamais perdre de vue, et ce
qui lui permettra d'expliquer cette variété dans la
manifestation des symptômes; car, s'il faut tenir
compte de la forme sous laquelle l'arsenic a été administré , de la quantité qui a été absorbée, il est
facile de reconnaître qu'on ne doit pas s'en tenir là
pour prouver cette manière différente d'agir de
l'arsenic. D'ailleurs, n'est-ce pas cette prédisposi-
tion qui fait que certaines personnes ont des évacuations abondantes par le haut et par le bas, par
suite de l'ingestion d'une quantité minime d'ipécacuanha , de tartre stibié , tandis qu'une dose ordi-
naire d'émétique reste sans effet chez d'autres?

Enfin, nous disions qu'il ne fallait pas nier l'existence d'une intoxication arsenicale, par cela seul
que tous les symptômes qui suivent l'ingestion de ce
toxique n'auraient pas été observés. Peut-on, à
l'exemple de Christison, soutenir que dans certains
cas, rares il est vrai, la connaissance des symptômes
doit suffire, sans le secours de l'analyse chimique,
pour faire croire à un empoisonnement? Nous ne le
pensons pas ; on ne pourrait admettre une exception
que pour le cas où l'acide arsénieux, pris en substance et par petits fragments, se retrouverait en
partie dans les matières vomies ; et encore, dans ce
cas-là, comme dans toutes les autres circonstances,
il faut en venir nécessairement à l'analyse chimique,
pour s'assurer qu'on a affaire à l'arsenic.

En effet, plusieurs affections morbides portent
souvent leur action sur le tube digestif, et donnent
lieu à une manifestation de symptômes en tout
semblable à l'existence des phénomènes morbides
sous la dépendance de l'intoxication arsenicale.
Voyez ce qui se passe dans beaucoup de cas de
choléra-morbus sporadique, de miserere, de gas-
trite aiguë ! Combien de fois alors n'a-t-on pas
soupçonné un empoisonnement et n'a-t-on pas
cherché un coupable ! Ainsi donc, les symptômes
seuls ne sauraient faire croire à un empoisonnement,
il faut pouvoir démontrer l'existence du poison : ce
n'est qu'à cette condition seulement que la mani-

festation morbide , que les altérations pathologiques acquerront une certaine valeur.

Altérations pathologiques,

C'est surtout à la suite de l'empoisonnement par
l'arsenic , que le praticien peut étudier les effets
d'une véritable gastro-entérite. Ainsi, on remarque
une rougeur plus ou moins vive sur la muqueuse
de l'estomac et des intestins, parfois même cette
rougeur s'étend jusque dans l'œsophage et à l'ar-
rière-bouche ; elle est, du reste, bien plus prononcée
du côté du ventricule que du coté des intestins ; des
ecchymoses sous-muqueuses, plus ou moins larges ;
il existe aussi quelquefois des plaques rouges-noirâ-
tres sur la face interne du cœur, principalement sur
les valvules mitrale et tricuspide, d'après M. Novati ;
le sang est mou et liquide , comme celui des cadavres cholériques. M. Rognetta a surtout insisté sur
la déliquescence et l'état sirupeux du sang, signalés
déjà par Morgagni et Ruysch. Enfin , quelques
auteurs ont attaché à tort de l'importance à la
rencontre que l'on fait quelquefois dans les intestins de plusieurs points brillans , que l'on serait
tenté de prendre au premier abord pour de l'acide
arsénieux , et qui sont formés de graisse , d'albumine.

Nous pouvons dire ici ce que nous avons déjà
avancé en parlant des phénomènes morbides qui se

manifestent pendant la vie. Ces altérations peuvent être assez variables ; dans certains cas même,
elles manquent entièrement : Chaussier, Muller,
M. Mare en ont rapporté des exemples. D'autres fois
elles sont à peine prononcées : le docteur Misa
(de Soissons) n'a pu découvrir aucune trace d'inflammation, ni aucune altération de texture, dans le
cadavre d'un individu qui avait avalé trois gros
d'acide arsénieux en poudre, et qui était mort neuf
heures après l'ingestion de la substance vénéneuse.

On peut donc dire, sans crainte d'être démenti,
que les altérations pathologiques ne sont pas toujours en rapport avec la quantité d'arsenic qui a
été avalée. Le médecin légiste doit aussi se rappeler
cette absence de toute lésion, puisqu'elle ne suffi-
rait pas pour faire conclure qu'il n'y a pas eu d'empoisonnement, ou pour faire supposer que le poison
a été introduit après la mort.

Action de l'arsenic.

L'étude des symptômes et des altérations pathologiques nous conduit nécessairement à rechercher
quelle est l'action de l'arsenic sur l'économie vivante.
De nombreuses expériences ont été faites sur tous les
êtres organisés, pour prouver l'action délétère de
l'arsenic. Jœger, un des premiers, a expérimenté
sur les végétaux : il introduisit de l'arsenic sous
l'épiderme et jusque dans les mailles cellulaires d'un

arbre qui s'étiola et mourut quelque temps après. Jœger put constater que l'arsenic avait été absorbé ; les branches les plus éloignées de la plaie, soumises à l'action de la combustion, donnèrent l'odeur alliacée de l'arsenic. Des expériences nombreuses ont démontré d'une manière incontestable l'action délétère de l'arsenic sur les animaux ; il n'en serait pas de même pour certains insectes à l'état de larve. Voici un fait cité dans une thèse de l'Ecole, et tiré du cours de toxicologie du professeur Bérard : « MM. Pouzin et Bérard eurent à analyser l'estomac d'un individu que l'on soupçonnait être mort empoisonné Des premiers experts avaient été consultés, et ils avaient dit qu'il n'y avait pas empoisonnement par l'acide arsénieux, parce qu'ils avaient observé dans cet estomac l'existence d'une multitude de petits vers. MM. Pouzin et Bérard ne s'en tinrent pas à cela ; ils analysèrent l'estomac, et constatèrent la présence d'une quantité notable d'arsenic. »

L'arsenic paraît agir avec plus d'énergie et de promptitude à l'état liquide ; du reste, il produit ses effets, qu'il soit porté dans l'estomac, le rectum, les veines, ou qu'il soit appliqué sur la peau.

Maintenant, ce poison violent produit-il la mort par l'action locale qu'il détermine sur les parties avec lesquelles il est mis en contact ? On ne peut pas raisonnablement le supposer ; s'il en était ainsi, nous devrions rencontrer toujours la texture des

organes mis en contact avec l'arsenic plus ou moins
altérée ; le cri de l'organe souffrant se ferait ordinairement entendre ; et tous les toxicologistes ont
observé combien la manifestation morbide, comme
les symptômes posthumes, pouvait varier d'intensité et d'existence. Ainsi donc, les altérations qu'il
produit généralement sont tout-à-fait insuffisantes
pour expliquer la mort. Peut-on trouver la raison
de tous les effets qui ont lieu dans l'absorption? Sans
doute, on ne saurait nier que la plupart des substances introduites dans l'organisme ne puissent être
absorbées et portées ainsi par le torrent circula-
toire dans les différentes parties de l'économie ;
cependant il est impossible, ce me semble, de
pouvoir expliquer ainsi par l'absorption tous les
phénomènes qui se manifestent. M. Rognetta, et
avant lui Brodie, ont avancé que la mort était
due à une modification pathologique survenue dans
le système nerveux, sous l'influence de l'arsenic.
Cela peut arriver ainsi ; mais ne pourrait-on pas
admettre aussi une influence du poison sur les forces
de la vie, influence capable d'annihiler, de détruire
ces forces, sans laisser souvent la moindre trace
matérielle? Du reste, cette manière de voir appar-
tient au professeur Anglada qui admet deux grandes
classes de poisons : poisons chimiques, poisons anti-
vitaux. C'est ainsi encore que, d'après ce dernier
auteur, on peut expliquer les désordres qu'apportent

dans l'économie animale certains poisons, par l'im-
pression ressentie dans l'estomac et transmise au
système nerveux par irradiation sympathique.

Traitement.

Appelé auprès d'un malheureux qui est sous
l'influence d'un empoisonnement par l'arsenic,
l'homme de l'art doit se rappeler qu'il peut avoir
plusieurs indications à remplir :

1° Mettre en usage des moyens mécaniques ou
des évacuans propres à provoquer l'expulsion du
poison;

2° Recourir à l'emploi des contre-poisons;

3° Enfin, traiter la maladie qui se sera mani-
festée.

Pour l'expulsion du poison, des moyens mécaniques peuvent suffire : c'est ainsi que la titillation
de la luette entraîne parfois des vomissemens sym-
pathiques, et doit être alors préférée aux différens
évacuans; car ceux-ci augmentent, momentanément
du moins, le mouvement fluxionnaire qui avait déjà
lieu du côté de l'estomac, et par suite l'inflammation. Aussi le médecin, lorsqu'il est appelé immédiatement après l'accident, et qu'il reconnaît que
les vomissemens sont faciles, doit-il préférer la
titillation de la luette, aidée de l'ingestion d'un
peu d'eau chaude, afin de ne pas trop fatiguer

l'estomac. Ce liquide ingéré facilite, dit-on, l'absorption, en délayant la matière de l'empoisonnement; mais n'oublions pas qu'en agissant promptement, on ne permet pas à l'absorption d'agir.

Les évacuans sont parfois indispensables ; et, comme ils agissent de différentes manières, c'est au praticien à savoir faire un choix convenable. Le sulfate de zinc, vanté par Franck à cause de son action rapide, doit être mis de côté, si l'on se rappelle qu'il est très-irritant. Le tartre stibié serait préférable, parce qu'il irrite moins les surfaces avec lesquelles il est mis en contact; malheureusement il entraîne des selles, et par suite le poison dans toute la longueur du tube digestif. Nous emploierions donc de préférence l'ipécacuanha, la moins irritante des trois substances que nous venons de mentionner, et n'ayant pas l'inconvénient de l'émétique.

Cependant les laxatifs peuvent être à leur tour d'une grande utilité, lorsque le poison sera passé dans le tube digestif, où son séjour amènerait inévitablement tous les dangers que l'on cherche à éviter. Inutile de dire que, comme pour les évacuans supérieurs, on aura le soin de choisir des substances propres à provoquer facilement des selles, sans produire aucune irritation.

Malheureusement le médecin est souvent appelé trop tard pour donner ses soins aux malades ; les évacuans n'ont plus la même efficacité ; il doit alors recourir aux contre-poisons.

Dans le cas d'intoxication arsenicale, on a tour à tour conseillé l'emploi des huiles, des graisses, du lait, de l'eau sucrée, de l'albumine; toutes ces substances ont été presque aussitôt abandonnées que conseillées. Il en est même quelques-unes qui ne seraient pas sans danger : je veux parler des sulfures. Ainsi, connaissant l'insolubilité des sulfures d'arsenic, on a proposé l'administration de sels sulfureux ; mais ceux-ci sont, par eux-mêmes, des poisons violens : par conséquent, on remédierait à un poison par un autre presque aussi délétère.

En 1834, un médecin allemand, Bunzen, a proposé le peroxyde de fer hydraté comme le véritable contre-poison de l'arsenic. Cette substance n'est nullement délétère par elle-même, et forme avec l'arsenic un arsenite de fer tout-à-fait insoluble; mais nous devons ajouter que, pour obtenir d'heureux résultats, il faut, dit-on, administrer une dose assez considérable de ce contre-poison. D'après M. Devergie, il résulterait des expériences tentées pour constater l'efficacité du peroxyde de fer hydraté : 1º que le protoxyde de fer et le deutoxyde de fer sont incapables de servir d'antidotes à l'acide arsénieux ; qu'ils forment avec lui des sels solubles: M. Guibourt a reconnu que ces sels donnaient des taches d'arsenic par l'appareil de Marsh; 2° que le peroxyde de fer hydraté humide est un bon contrepoison, mais qu'il est assez difficile de se le procurer, et que son emploi est incommode; 3° que le sous-carbonate de fer des pharmacies peut remplacer le peroxyde gélatineux avec avantage; 4° que le peroxyde de fer agit en donnant lieu à un arsenite insoluble (1).

Je ne m'arrèterai pas à décrire la manière de préparer le contre-poison; je dirai seulement que c'est à l'aide du sulfate de fer dissous dans de l'eau, de l'acide sulfurique, puis de l'acide nitrique, qu'on obtient une liqueur qui, à l'aide d'un excès d'ammoniaque, forme un précipité. Celui-ci, lavé plusieurs fois avec de l'eau pure, se conserve ensuite sous forme de bouillie claire.

Lorsque les effets toxiques de l'arsenic seront ainsi neutralisés, il faudra provoquer les vomissemens, afin de chasser de l'estomac l'arsenite de fer qui s'y est formé.

Cependant tout n'est pas fini encore; un poison aussi énergique peut produire, même dans peu de temps, une gastro-entérite des plus violentes : il faut donc avoir recours à des moyens puissans pour attaquer cette inflammation. Ces moyens seront nécessairement en harmonie avec les conditions

---

(1) Méd. légale, T. III, p. 479.

individuelles d'âge, de sexe, de force, de fai-
blesse, etc. Il faut même le dire, les anti-phlogis-
tiques seuls ne doivent pas toujours être mis en
usage ; les anti-spasmodiques pourront être d'un
grand secours, au début surtout. Enfin, en se
basant ainsi, dans l'étude des indications à remplir,
sur la nature des élémens morbides qui existent,
on variera nécessairement le traitement, on saura
reconnaître l'époque à laquelle les moyens débilitans doivent être remplacés par des fortifians ;
car, s'il est vrai que l'individu conserve pendant
long-temps un souvenir de sa maladie, si son estomac
est d'une irritabilité telle parfois, qu'il ne peut
supporter la présence de beaucoup d'alimens même
peu excitans, il n'est que trop réel aussi que cette
excitabilité du ventricule peut être, jusqu'à un
certain point, entretenue par les débilitans trop
long-temps prolongés, et céder, par suite, à l'emploi sage et raisonné de certaines substances légè-
rement toniques.

Telles sont les principales indications que le
praticien peut être appelé à remplir. Avant de ter-
miner l'étude du traitement de l'intoxication arsenicale, qu'il me soit permis de revenir sur l'emploi
des contre-poisons. Jusqu'ici nous n'avons pas pro-
noncé le mot d'*antidote ;* cependant, pour presque
tous les auteurs de toxicologie, il serait synonyme
du mot *contre-poison.* Il n'en est pas ainsi pour le

professeur Anglada, qui fait une grande distinction entre ces deux mots (1). Le contre-poison a, pour le toxicologiste de Montpellier, la même signification que pour les autres auteurs; il regarde comme tel tout médicament qui tend à se combiner chimiquement avec l'agent vénéneux, et par suite à neutraliser l'action de ce dernier : le peroxyde de fer hydraté, par exemple, en se combinant avec l'acide arsénieux, produit un nouveau composé, l'arsenite de fer, qui n'a plus de propriétés toxiques. Il appelle, au contraire, antidote toute substance médicamenteuse qui restant étrangère au poison, n'agit que contre ses effets, d'une manière directe, sans qu'on puisse étudier les modifications qui surviennent : ainsi, dans l'empoisonnement par les sels cuivreux, le sucre calme très-bien les symptômes qui se manifestent, sans que pourtant il se forme aucune nouvelle combinaison, aucun nouveau corps; dans les cas d'empoisonnement par l'opium, le vinaigre jouit aussi de la même propriété (2). Ce sont ici, comme on le reconnaît,

(1) Cours de toxicol. génér., p. 197.

(2) Du reste, on retrouve cette idée dans les *Eléments de la science de l'homme*, par Barthez, T. II, p. 219 : « Les altérations spécifiques que les poisons introduisent dans le système des forces peuvent, dit-il, être détruites par des antidotes qui n'attaquent ou ne décomposent point ces poisons, et qui opèrent seulement sur le système par un effet perturbateur indéterminé. »

de véritables spécifiques que le pràticien met en usage ; malheureusement nous n'en connaissons aucun qu'on puisse employer contre les effets de l'intoxication arsenicale.

Je ne m'arrête pas à décrire la marche à suivre dans les ouvertures du corps en matière d'empoisonnement par l'arsenic, ainsi que dans les exhumations judiciaires qui sont faites dans le même but; je suppose tout cela connu. Quel est l'expert, en effet, qui oubliera qu'il faut savoir conserver les différentes parties du cadavre qu'on veut analyser, en les plaçant dans un petit tonneau neuf et bien confectionné, sans y ajouter aucun liquide, etc.? Je me hâte d'arriver aux recherches médico-légales qui ont été successivement employées pour arriver à la découverte de la matière de l'empoisonnement, l'arsenic.

Divers procédés mis en usage pour découvrir la présence de l'arsenic.

L'expert appelé pour constater un empoisonnement par l'arsenic, peut avoir à examiner les restes du poison, les liquides avec lesquels il est en dissolution, la matière des vomissemens, enfin le cadavre.

On traite les restes du poison par les réactifs ordinaires; nous avons déjà vu quels étaient les principaux réactifs de l'acide arsénieux, nous sommes forcé pourtant de nous y arrêter un moment. Dans tous les cas où l'acide arsénieux, par exemple, est mélangé à un liquide végétal coloré, il faut opérer la décoloration à l'aide du charbon : c'est ainsi qu'on porte à l'ébullition le vin arseniqué uni à du charbon, après on filtre ; la liqueur filtrée est traitée par l'acide sulfhydrique, et l'on obtient du sulfure d'arsenic, dont on peut ensuite extraire le métal.

On peut examiner la matière des vomissemens sous le rapport physique et chimique : ainsi il peut arriver qu'on rencontre au milieu des matières vomies quelques parcelles d'acide arsénieux demi-transparentes; on en vient ensuite à l'analyse chimique. L'expert fait bouillir les matières vomies, filtre la liqueur et l'évapore à siccité; il reprend le résidu par l'eau, filtre de nouveau et traite la liqueur par l'acide sulfhydrique ; il obtient ainsi un sulfure d'arsenic, d'où il extrait le métal par les procédés connus.

Du reste le toxicologiste devrait agir de la même manière sur les matières contenues dans l'estomac; ici encore il aurait la précaution de bien examiner la face interne du ventricule, afin de découvrir les petits morceaux d'acide arsénieux qui restent souvent adhérens à une portion de la muqueuse, qui se boursouffle tout autour et semble les enchatonner.

Les recherches de l'expert portent-elles sur l'estomac et les intestins, il doit bien laver ces organes

3

avec de l'eau distillée, puis les couper à petits morceaux, et mettre le tout dans un matras ; il fait
bouillir pendant une heure environ, filtre, traite
le résidu par l'eau distillée, et soumet celle-ci à
une heure d'ébullition. Les deux liqueurs sont
réunies et évaporées jusqu'à siccité ; le résidu est
traité par une petite quantité d'eau portée à l'ébullition, puis filtré ; alors l'expert fait passer à travers la liqueur un courant de gaz acide hydrosulfurique ; il se forme un précipité qu'il isole du liquide ;
il verse sur le précipité de l'eau contenant un dixième
d'ammoniaque : cette liqueur disssout le précipité ;
il évapore cette dissolution, et obtient de cette manière le précipité de sulfure d'arsenic, d'où il extrait le métal.

Plusieurs procédés avaient été mis successivement en usage avant la découverte de Marsh ; l'appareil de ce dernier auteur a subi à son tour une
foule de modifications plus ou moins importantes ;
nous allons tâcher de donner une appréciation exacte,
mais rapide, de ces divers moyens.

Rapp avait observé, avec beaucoup d'autres auteurs, que les combinaisons que l'acide arsénieux
forme avec les organes des individus morts par ce
poison, ne pouvaient pas être dissoutes par l'eau
portée au plus haut point d'ébullition ; il chercha
un procédé propre à remplir le but que l'expert se
propose d'atteindre.

Il faisait fondre dans un matras du nitrate de potasse parfaitement pur; il projetait peu à peu dans ce matras les matières animales, saturait le résidu par l'acide nitrique, le mettait en contact avec le nitrate d'argent, et obtenait ainsi un précipité rouge-brique (arséniate d'argent); il mettait encore le résidu en contact avec l'acide hydrosulfurique et l'acide hydrochlorique, et obtenait alors un sulfure d'arsenic, qu'il introduisait dans le tube à réaction.

Dans son Traité pratique d'analyse chimique, Rose propose différens moyens : « Lorsqu'on veut, dit-il, démontrer l'existence de l'acide arsénieux dans une substance organique solide, ou en bouillie, ou liquide, il est nécessaire de traiter la substance par la potasse, comme on doit le faire quand on se propose de convertir l'acide arsénieux en arsenite calcique; on hache en petits morceaux les substances organiques solides, par exemple l'estomac entier de la personne empoisonnée, et on le fait bouillir, ainsi que le contenu, dans une capsule de porcelaine avec une suffisante quantité d'eau, à laquelle on ajoute huit à quinze grammes de potasse pure, suivant que la quantité de matière organique sur laquelle on doit opérer est plus ou moins considérable. Les substances en bouillie, celles par exemple que l'empoisonné a vomies, doivent être traitées de la même manière, si l'on n'y trouve pas d'acide arsénieux solide. Après l'ébullition, on passe la liqueur à travers un linge, en exprimant ; le résidu peut être traité une seconde fois de la même manière avec moitié moins d'eau. Par ce procédé , tout l'acide arsénieux est dissous, parce que la potasse en opère aisément la dissolution. Cette potasse a simultanément dissous aussi une grande partie de la substance organique, en sorte que la liqueur a ordinairement une couleur très-foncée ; on la chauffe alors, et on y ajoute peu à peu de l'acide nitrique, en continuant jusqu'à ce que le liquide soit devenu acide et d'un jaune d'or. Après le refroidissement complet, on filtre, pour enlever la graisse qui s'est séparée. »

Hahnemann se contentait de traiter la matière suspecte par l'acide sulfurique, par l'eau de chaux, par le sulfate de cuivre ammoniacal ; s'il obtenait des réactions semblables à celles qui se produisent lorsque l'acide arsénieux est mis en contact avec ces divers réactifs, il en concluait que cet acide existait dans cette matière. Il nous suffira ici de rappeler , pour prouver le peu de valeur de ce procédé , qu'il est certaines substances animales qui, privées d'acide arsénieux, précipitent en jaune par l'acide sulfhydrique, comme le ferait l'acide arsénieux lui-même ; qu'il en est d'autres qui, contenant de l'acide arsénieux , empêchent ces réactifs d'en démontrer la présence.

Enfin on peut dire qu'avant que Marsh eût fait

connaître l'appareil qui porte son nom, deux
méthodes étaient en usage pour démontrer la présence de l'acide arsénieux dans les matières organiques ; l'une consistait à réduire cet acide en arsénite de chaux au moyen de l'eau de chaux, à décomposer cet arsénite et à retirer l'arsenic métallique ;
dans l'autre, on le précipitait par l'acide sulfhydrique à l'état de sulfure d'arsenic, et l'on en opérait
la réduction. Nous ne ferons qu'une seule observa-
tion, c'est que ces procédés sont très-bons lorsqu'on
doit agir sur une quantité d'arsenic assez considérable ; mais ils ne peuvent pas servir lorsqu'il faut
découvrir des traces infiniment petites de ce métal :
aussi sont-ils généralement abandonnés. Il serait
donc inutile d'insister sur la description d'une foule
de procédés ou de modifications de ces procédés
anciens. Il faut même le dire en terminant, l'emploi de l'acide nitrique, par exemple, n'était pas
toujours sans inconvénient. « La carbonisation par
l'acide nitrique, dit le rapport de la commission de
l'Institut, a l'inconvénient d'exiger l'emploi d'une
grande quantité d'acide ; elle en présente un autre
de beaucoup plus grave : c'est qu'il est souvent impossible, même en apportant les plus grands soins
dans la surveillance de l'opération, d'éviter, à la fin
de l'évaporation, une déflagration très-vive qui peut
volatiliser la plus grande partie de l'arsenic. »

En 1836, James Marsh publia la description

d'un nouveau procédé pour séparer de petites quantités d'arsenic des substances avec lesquelles il est mélangé. Ce procédé est fondé sur la propriété que possède l'acide arsénieux de se transformer en hydrogène arsénié sous l'influence de l'hydrogène à l'état naissant, et sur la décomposition qu'éprouve ce même gaz hydrogène arsénié lorsqu'il est mis en contact avec une température élevée.

Avant de décrire l'appareil de Marsh, nous devons donner une idée de l'hydrogène arsénié. On l'obtient en traitant par l'acide sulfurique le zinc et l'arsenic : l'eau de l'acide est décomposée, l'oxygène se combine avec le zinc, l'hydrogène s'unit à l'arsenic, et c'est ce produit qui constitue le proto-arséniure d'hydrogène. Ce gaz est invisible, incolore, inflammable, d'une odeur très-désagréable, et excessivement délétère. Quand il brûle, il absorbe l'oxygène de l'air, dont une partie se combine avec l'hydrogène pour former de l'eau, et l'autre partie avec l'arsenic pour former l'acide arsénieux.

L'appareil que Marsh a mis le premier en usage se compose d'un tube de verre coudé en siphon, dont le diamètre est de vingt à vingt-cinq millimètres, et ouvert à ses deux extrémités. La branche la plus courte a douze centimètres environ; la plus longue, vingt-deux. A la plus courte branche est adapté un robinet qui ferme exactement son ouverture, et qui la fait communiquer avec un tube effilé.

On maintient le tube dans une position perpendiculaire, au moyen d'un plateau de bois qui offre une cavité pour en recevoir la courbure, et sur lequel se trouve également fixé un support vertical, auquel on attache la longue branche avec deux ligatures en caoutchouc.

Une baguette de verre, d'environ un pouce et demi de longueur, est introduite dans la courte branche; par le même point on fait pénétrer encore une lame de zinc pliée en deux, d'un diamètre tel qu'elle s'arrête au-dessus de la petite baguette de verre; le robinet est fixé et maintenu ouvert. Cela fait, on mélange la matière suspecte avec l'acide sulfurique distillé (une partie d'acide pour sept de matière suspecte); on verse ce mélange par la longue branche, jusqu'à ce qu'il arrive à un pouce au-dessous du bouchon; le zinc, se trouvant en contact avec de l'acide sulfurique et de l'eau, développe de l'hydrogène, qui, rencontrant l'acide arsénieux, le décompose et le fait passer à l'état d'hydrogène arsénié. On ferme le robinet, et le gaz qui se dégage, retenu dans la courte branche, fait abaisser le liquide. Si l'on ouvre ensuite le robinet et qu'on enflamme le gaz qui s'échappe par l'extrémité effilée, ce gaz se décompose en hydrogène, qui brûle et forme de l'eau, et en arsenic, que l'on peut recevoir sur un corps froid et poli, comme la porcelaine.

Marsh avait proposé un second appareil, qu'il employait lorsqu'il voulait analyser une grande quantité de liquide ; mais cet appareil n'est guère répandu en raison de sa complication, de son prix élevé, etc.

A peine Marsh eut-il publié la découverte de son procédé, qu'un grand nombre de savans firent des expériences à l'aide de ses appareils ; les plus légers défauts ont été reconnus, et ont suscité des modifications nombreuses, que nous ne mentionnerons pas toutes.

Au lieu de cet appareil, Berzélius et Liébig proposèrent de se servir d'un flacon à double tubulure, par où sortent deux tubes : l'un droit va jusqu'au fond du flacon et se termine à l'extérieur en forme d'entonnoir ; l'autre s'élève d'abord verticalement hors du flacon, puis se recourbe à angle droit. A ce tube coudé est adapté, au moyen d'un tube en caoutchouc, un autre tube d'un diamètre plus considérable, qui contiendra du chlorure de calcium pour dessécher le gaz, et qui est tiré à la lampe en une pointe effilée ouverte.

Quand on veut se servir de l'appareil, on met du zinc en grenaille avec de l'eau au fond du flacon, puis l'on verse par le tube à entonnoir de l'acide sulfurique : il se fait alors un dégagement d'hydrogène ; si dans ce flacon on fait passer une substance arsenicale, il y a production d'hydrogène arsénié, que l'on brûle comme dans l'appareil précédent.

Au lieu de décomposer l'hydrogène arsénié à sa sortie du tube effilé, il est plus avantageux de le faire avant sa sortie et de le condenser dans l'intérieur du tube. En agissant de cette manière, on concentre en un seul point tout l'arsenic volatilisé. Aussi la commission de l'Institut a-t-elle donné la préférence à un appareil propre à isoler l'arsenic sous forme d'anneau métallique.

Cet appareil est celui de Berzélius et Liébig modifié par Keppelin et Kampmann. Je ne décrirai pas ce procédé ; il est facile de comprendre les modifications qu'ont apportées ces auteurs à l'appareil de Berzélius. Le tube recourbé à angle droit communique avec un tube plus large, contenant des fragmens de chlorure de calcium ; de ce tube à dessication part de la même manière un autre tube à paroi épaisse, formé d'un verre peu fusible, long de deux décimètres, et dont le diamètre intérieur ne doit pas dépasser cinq millimètres : cette partie du tube est soumise à l'action d'une chaleur rouge ; le tout est terminé par un autre tube effilé à son extrémité. Si le gaz renferme de l'arsenic, celui-ci vient se déposer sous forme d'anneau en avant de la partie échauffée du tube ; le reste du gaz se dégage par la partie effilée : on peut l'enflammer, et recueillir par suite les dernières traces d'arsenic qui ont échappé à la première réaction.

Morh, craignant qu'il ne demeurât de l'arsenic

dans le robinet que Marsh adaptait à son appareil,
en a donné un autre fort simple : il consiste en un
flacon fermé par un bouchon qui est percé d'un
trou, destiné à recevoir un tube droit, effilé, de huit
à dix pouces de longueur.

M. Orfila, au lieu d'un tube droit, se servit d'un
tube recourbé à angle droit.

M. Chevallier a apporté le plus de modifications
à l'appareil de Marsh. Voici son appareil : il prend
une éprouvette à pied, fermée par un bouchon qui
présente deux trous et qui supporte deux tubes ; l'un
est droit et destiné à porter les liquides dans l'é-
prouvette : sa partie inférieure plonge dans le liquide,
sa partie supérieure est en forme d'entonnoir ; le
second, qui doit donner issue au gaz, ne pénètre
que de quelques lignes dans l'appareil, sans toucher
au liquide : il est courbé à angle droit dans sa partie
externe, dont l'extrémité est effilée. Pour opérer
la séparation de l'arsenic et de l'antimoine qui pourraient se trouver dans le même liquide, M. Chevallier
a adopté une autre modification : au lieu d'effiler la
partie externe du tube recourbé, il lui laisse le
même diamètre dans toute son étendue ; il prend un
tube d'un diamètre plus grand, il met des fragmens
de porcelaine dans l'intérieur ; les deux extrémités
en sont fermées chacune par un bouchon destiné à
recevoir, l'un le tube qui prend le gaz dans l'éprouvette, et l'autre celui qui est effilé ; il entoure peu

à peu de charbon le gros tube, qu'il a le soin de revêtir d'une plaque de tôle, et quand la température est assez élevée, il fait dégager le gaz.

Par ce moyen, M. Chevallier s'est convaincu que l'antimoine se fixe sur les fragmens de porcelaine, tandis que l'arsenic traverse les fragmens et vient former un anneau métallique à côté de la portion du tube incandescent. Il a substitué à l'éprouvette un flacon, ce qui est plus commode. On peut encore, avec cet appareil, recueillir quelques taches : pour cela, on enflamme le gaz qui sort par la portion du tube effilé, et on présente à la flamme des assiettes de porcelaine.

Le procédé de M. Lassaigne consiste à faire passer le gaz hydrogène arsénié à travers une dissolution de nitrate d'argent, à décomposer la liqueur par l'acide chlorhydrique, à l'évaporer pour en extraire les acides, puis à essayer sur le résidu les principaux réactifs de l'arsenic. M. Meillet, tout en employant l'appareil Lassaigne, remplace la solution de nitrate d'argent par l'acide azotique pur.

Nous ne ferons que citer l'appareil de MM. Flandin et Danger. Il consiste en un condensateur cylindrique avec une tubulure vers son extrémité inférieure, et se termine par un cône dont la pointe reste ouverte, en un tube à combustion recourbé à angle droit et pouvant s'adapter à la tubulure du condensateur à l'aide d'un bouchon ; en un réfrigérant dont la partie inférieure s'engage dans la partie conique du condensateur et en ferme l'ouverture ; ces diverses parties soutenues par un support ; enfin , en un flacon de verre à large ouverture dont le bouchon est percé de deux trous : l'un de ces trous laisse passer un tube effilé au bout duquel on brûle l'hydrogène ; l'autre trou est traversé par un tube plus large , qui sert à introduire les liqueurs suspectes.

Enfin nous terminerons en citant l'appareil de l'Académie des sciences et celui de MM. Chevallier et Orfila. Celui de l'Académie des sciences diffère peu de l'appareil de Keppelin et Kampmann : dans les deux c'est un flacon , mais qui a deux ouvertures distinctes pour les deux chimistes, et une seule, large, fermée par un bouchon à deux trous , pour celui de l'Académie ; du reste nous trouvons un tube droit pour faire pénétrer les matières , un tube recourbé à angle droit s'engageant dans un autre plus large , rempli d'amiante, qui, à son autre extrémité, reçoit un nouveau tube en verre peu fusible.

L'appareil de MM. Chevallier et Orfila est le même que celui de l'Académie des sciences, avec de légères modifications qui présentent quelques avantages. L'extrémité du tube qui sert au dégagement de l'hydrogène est engagée dans un ballon à deux tubulures, de manière que le jet enflammé se trouve au milieu de la capacité du ballon qui contient un peu d'eau.

Voilà les principales modifications qui ont été successivement apportées à l'appareil de Marsh ; nous
n'avons énuméré que les plus importantes. Il est encore quelques autres procédés qu'on trouvera cités,
par exemple, dans l'excellent Manuel de l'appareil
de Marsh par Chevallier et Barse, et que j'ai cru par
suite pouvoir omettre. Avant d'étudier un autre point
de ma thèse, il est bon de parler d'un inconvénient
qui, pendant quelque temps, a entravé les expériences des chimistes.

Lorsqu'on traite des matières animales par l'appareil de Marsh, il se forme de la mousse à son intérieur ; ce sont ces substances organiques qui sont
cause de la production de cette mousse. MM. Orfila
et Devergie ont vanté chacun un procédé afin de détruire les matières animales qui peuvent se trouver
dans les liquides soumis à l'appareil ; mais comme
ces procédés ne sont pas aussi parfaits qu'on pourrait
le désirer, puisqu'ils obligent de recourir à l'emploi
de nouvelles substances, nous nous bornerons à
parler seulement de celui qui a été définitivement
adopté par l'Institut, d'après le rapport de ses commissaires.

On traite la matière suspecte par l'acide sulfurique concentré, et on fait ainsi un bouillon qu'on filtre
et qu'on laisse refroidir ; alors on enlève la graisse
qui se fige et vient surnager ; on évapore à siccité,
et on verse sur le résidu deux fois son poids d'acide

sulfurique; la matière noircit, et ne tarde pas à ètré détruite; on évapore à siccité, et l'excès de l'acidé s'échappe sous la forme dé vapeur. Le résidu est traité par l'acide nitrique qu'on évapore; on fait bouillir ce nouveau résidu dans l'eau distillée, on jette la liqueur sur un filtre, et on l'introduit directement dans l'appareil de Marsh.

Le nombre des appareils dits de Marsh est, comme on a pu le voir, très-grand; maintenant quel est celui que nous préférons? Il nous serait bien difficile, il faut l'avouer, de faire notre choix; car plusieurs d'entre eux nous semblent réunir la plupart des conditions qui doivent diriger l'expert dans les recherches d'un empoisonnement par l'arsenic. Aussi prendrons-nous pour guides de nos déterminations les auteurs du Manuel déjà cité, MM. Chevallier et Barse (1).

«La quantité des matières à analyser doit déterminer le choix de l'appareil, disent-ils.» S'agit-il de traiter successivement deux ou trois litres dé liquides suspects pour en extraire en un volume bien réduit tout l'arsenic qu'ils contiennent à l'état de division infinie? Trois appareils sont applicables : celui de l'Académie des sciences, le même modifié par MM. Chevallier et Orfila, l'appareil Lassaigne.

« L'appareil de l'Académie est plus difficile à

---

(1) Manuel pratique de l'appareil de Marsh, pag. 121.

diriger, en ce sens qu'il faut constamment main-
tenir l'ardeur de la flamme de la lampe qui doit
rougir le tube à combustion, et se tenir prêt à
recueillir sur la porcelaine les taches que dépo-
serait l'hydrogène, s'il n'était pas complétement
décomposé.

« L'appareil Orfila et Chevallier est moins fatigant
dans le même cas, parce qu'il permet à l'opérateur
de s'oublier un instant et d'apporter les modifications
que nécessite la lampe ou l'appareil, sans que l'arsenic s'échappe du ballon, dans lequel on le trouve
condensé à l'état d'acide arsénieux.

« L'appareil de M. Lassaigne met l'opérateur
complétement à l'aise, attendu qu'il n'a besoin de
surveiller aucune partie de l'appareil pour recueillir
tout l'arsenic. L'appareil est plus simple : il ne faut
pas chauffer, on ne craint ni rupture ni explosion ;
c'est à lui que la préférence doit être accordée toutes
les fois qu'il s'agit de condenser l'arsenic dissé-
miné dans de grandes masses. Un autre avantage
de cet appareil c'est de pouvoir faire l'analyse
quantitative, analyse qui serait fort difficile par tout
autre appareil.

L'arsenic ne peut-il pas provenir des réactifs ou
des vases employés ?

On a demandé si l'arsenic trouvé par les experts
ne pouvait pas provenir des réactifs ou des vases
employés à l'analyse des matières suspectes ; il est

donc utile de s'arrêter un peu sur l'étude des substances employées dans le procédé de Marsh à là
recherche de l'arsenic. Ce qu'il y a de plus heureux
dans le cas qui nous occupe , c'est que l'appareil
de Marsh peut , à cause de sa sensibilité extrême ,
faire reconnaître si des agens , employés dans les
analyses comme purs , contiennent les métaux que
l'on recherche.

L'acide sulfurique tient quelquefois de l'arsenic
en dissolution ; mais on s'en débarrasse par la distil-
lation. On peut encore mettre en usage le procédé
de Berthols : « On prend , dit-il , cinq parties d'eau
distillée , dans laquelle on dissout deux ou trois dé-
cigrammes de proto-sulfate de fer ; on verse cette
solution dans cinquante parties d'acide sulfurique ,
et l'on expose ce mélange pendant huit jours au
soleil en été , ou dans une chambre chaude en hiver ;
il se forme des flocons bruns-rougeâtres d'arséniate
de fer, qui se déposent. »

L'acide nitrique seul ne contient pas ordinairement de l'arsenic , il n'en est pas de même quand il
est mélangé d'acide chlorhydrique ; ce dernier est
souvent arseniqué. Avant de l'analyser par l'appareil
de Marsh , il faut agir sur l'acide nitrique suspect
à l'aide d'une solution de nitrate d'argent très-con-
centrée, jusqu'à ce qu'il ne se forme plus de précipité ; on laisse déposer et on sépare l'acide nitrique
d'avec le résidu ; on distille ensuite l'acide nitrique

retiré, et qu'on a mélangé de nouveau à du nitrate d'argent cristallisé : le dépôt que l'on obtient est traité par l'appareil de Marsh. Quant à l'acide chlorhydrique, on doit, à l'exemple de Dupasquier, le préparer directement au moyen du chlorure de sodium et d'acide sulfurique non arsenical.

L'expert sait fort bien qu'à l'aide du procédé de Marsh il reconnaîtra facilement si le zinc qu'il veut employer contient de l'arsenic. L'épreuve doit être tentée avant d'en venir à l'analyse des matières suspectes; car, pour l'acquit de sa conscience, il doit être sûr des réactifs qu'il a sous la main. Cependant il paraîtrait, d'après MM. Chevallier et Barse, que la présence de l'arsenic dans le zinc est plus rare qu'on ne le croit communément. Quelquefois on y rencontre des traces d'antimoine; aussi, nous le répétons, dans le doute, l'expert purifiera ce métal, car l'antimoine doit être éliminé avec autant de soin que l'arsenic.

Enfin, on s'est demandé si les vases employés ne pouvaient pas contenir de l'arsenic, et donner lieu, par suite de l'analyse, à une erreur des plus graves. Et d'abord, il ne faut jamais oublier que la meilleure porcelaine, le meilleur verre, peuvent donner lieu à la formation de taches métalliques indépendantes de la composition du gaz; aussi, dans tous les cas d'expertises judiciaires, doit-on préférer les capsules et les verres entièrement neufs.

4

En 1833, une question importante fut soumise à l'Académie royale de médecine, par suite d'une affaire judiciaire qui eut alors un très-grand retentissement : on demandait si les verres bleus que l'on fabrique en employant de l'arsenic peuvent donner lieu à des erreurs judiciaires. La Commission répondit que le verre parfaitement fondu et transparent ne contient point d'arsenic ; il ne pourrait en contenir que dans le cas où, contre tout usage, l'arsenic aurait été introduit à l'état d'arséniate, et il serait alors toujours facile, par un simple essai pyrognostique, de reconnaître la présence de ce métal.

L'arsenic obtenu ne provient-il pas de celui que le corps de l'homme contient naturellement ?

MM. Couerbe et Orfila avaient publié des expériences qui prouvaient qu'il y avait de l'arsenic dans le corps de l'homme. Cet arsenic, existant ainsi à l'état normal, devait nécessairement porter ce doute dans les esprits, ébranler les convictions ; aussi l'Académie s'est emparée de cette question importante, et de nouveaux travaux ont été faits en sa présence.

MM. Danger et Flandin ont conclu de leurs expériences qu'il n'existe pas d'arsenic dans le corps de l'homme à l'état normal. La Commission nommée par l'Académie des sciences est arrivée au même résultat : « En effet, vos commissaires, dit ce

rapport, dans les expériences qu'ils ont exécu-
tées, n'ont pas réussi à mettre en évidence l'arsenic
normal dans les os de l'homme, malgré les pré-
cautions les plus minutieuses qu'ils ont prises, et
les méthodes variées qu'ils ont employées ; et déjà
M. Orfila lui-même n'a plus obtenu de taches arsenicales dans les expériences qu'il a faites devant
nous. »

Ainsi donc la carbonisation des divers organes du
corps humain est indispensable pour chercher à en
extraire quelques parcelles d'arsenic qui auraient
été déposées à la suite de l'absorption. Cependant,
dans le plus grand nombre des cas d'empoisonn-
nement, l'examen des matières vomies ou de celles
qui sont restées dans le canal intestinal, convaincra
l'expert de la présence du poison. C'est là du reste
l'opinion émise par la Commission de l'Académie
des sciences.

Il est une autre objection qui peut être d'une
grande valeur, et que la science n'a pas encore
trouvé moyen de résoudre.

L'arsenic obtenu par les experts ne provient-il
pas de préparations arsenicales, dont l'individu, qui
est l'objet d'une recherche médico-légale, aurait fait
usage pendant sa vie, à titre de médicament? On
sent que, dans une pareille circonstance, la science
est muette, et que ce n'est que par une connaissance
exacte de la vie de l'individu qu'on suppose avoir

succombé à l'intoxication arsenicale, qu'on peut arriver à des résultats plus ou moins certains.

Enfin, l'arsenic obtenu par les experts ne provient-il pas du terrain dans lequel le corps a été inhumé?

M. Couerbe avait aussi annoncé qu'il existait de l'arsenic dans les terrains des cimetières; mais les expériences faites par les commissaires de l'Institut et par MM. Flandin et Danger, vinrent démontrer qu'il n'y en avait pas.

Cependant, comme certains cultivateurs saupoudrent leurs terres avec de l'arsenic pour empêcher les insectes de détruire les récoltes, il pourrait se faire que des cadavres inhumés dans ces terrains continssent de l'arsenic; mais alors il serait également distribué dans toutes les parties du corps, tandis que, si la mort a lieu par empoisonnement, certains organes contiennent plus d'arsenic que d'autres.

Non-seulement l'arsenic peut avoir été jeté par des cultivateurs, mais encore il a pu être répandu pour tromper ou détourner les investigations de la justice. Eh bien! dans ces différents cas, on peut arriver à une appréciation exacte du fait. Voici l'expérience qui a été tentée dans ce but :

Mettez de la chair normale dans les dissolutions d'acide arsenique, laissez-la macérer pendant un mois; au bout de ce temps, lavez à l'eau froide, à

l'eau bouillante, et soumettez le tout à la compres-
sion ; les eaux de lavage seules fourniront de l'arsenic, le tissu parenchymateux soumis à la carbonisation n'en contiendra aucune trace.

Ces différents cas étudiés, terminons par l'étude
de la sensibilité de l'appareil de Marsh, et des taches
qu'on obtient par ce procédé.

Plusieurs expériences ont été faites pour déterminer le degré de sensibilité de l'appareil de Marsh,
il serait inutile de les rappeler tout au long ; mais
ce que nous devons constater, c'est qu'il résulte,
d'après le rapport de l'Académie des sciences, « que
les taches ne se montrent pas mieux avec de grandes
quantités de liquide qu'avec de petites quantités
renfermant la même proportion d'arsenic ; et qu'il
y a avantage, dans le procédé de Marsh, à opérer
sur des liqueurs concentrées, quand il s'agit de
rendre sensibles de très petites traces d'arsenic : les
taches sont alors beaucoup plus fortes, mais elles
se manifestent pendant moins long-temps. Ainsi, le
procédé de Marsh rend facilement sensible $^1/_{100000}$
d'acide arsénieux existant dans une liqueur ; des
taches commencent même à paraître avec une liqueur
renfermant $^1/_{200000}$ environ. »

Maintenant nous devons étudier les taches obtenues
à l'aide de l'appareil de Marsh. Les taches d'arsenic
n'étant pas les seules que fournisse cet appareil, il
est important de bien étudier les caractères de celles
qui sont fournies par ce corps.

« Lorsque dans un flacon tubulé on met de l'eau, de l'acide sulfurique et du zinc, il se dégage du gaz hydrogène pur, quand les agents qui l'ont produit l'étaient eux-mêmes, dit le rapport de l'Académie de médecine. Si on enflamme ce gaz à la pointe du tube effilé par où il s'échappe, et qu'on applique un corps froid sur la flamme, il se condense de l'eau pure ; mais si l'on ajoute dans l'appareil quelques atomes d'acide arsénieux, à l'instant le gaz hydrogène brûle avec une flamme bleuâtre, d'odeur alliacée, et le corps froid qu'on applique contre la flamme, au lieu d'eau pure, condense en même temps de l'arsenic métallique sous forme de taches d'un brun-fauve plus ou moins foncées, brillantes et miroitantes. »

« On s'est demandé d'abord : l'arsenic est-t-il le seul corps qui se présente ainsi dans de telles circonstances ? N'y a-t-il pas d'autres métaux et même des matières organiques qui pourraient produire ces mêmes effets en apparence, et en imposer à un expert inhabile ? » C'est ainsi que le fer, l'antimoine peuvent fournir des taches ; il en est de même du soufre, du phosphore, du brome, de l'iode ; enfin, M. Orfila trouva que des matières animales privées d'arsenic fournissaient des résultats analogues.

Cependant on peut reconnaître les taches arsenicales aux caractères suivants : elles ont une apparence brune, brillante, miroitante ; elles se volati-

lisent par la chaleur sans laisser de résidu, se dis-
solvent instantanément dans l'acide nitrique ; puis,
par l'évaporation à siccité, elles laissent un résidu
blanc ; celui-ci développe une couleur rouge-brique
par le conctat direct du nitrate d'argent, et redissous
dans de l'eau distillée bouillante, aiguisée d'un
atome d'acide chlorhydrique, donne un précipité
jaune de sulfure d'arsenic par un courant de gaz
sulfydrique.

A la même époque, on a écrit à l'Académie des
sciences pour annoncer qu'ayant fait des expériences
pour déterminer le degré de sensibilité du procédé
de Marsh, on avait trouvé qu'un deux cent million-
nième d'acide arsénieux donnait encore des taches
sensibles. Etonné de ce résultat, on s'est livré à
quelques expériences sur le zinc et l'acide sulfurique
seuls ; et il a été reconnu qu'en opérant avec beaucoup de soin, on obtenait des taches tout-à-fait
semblables. Les produits de différentes fabriques
ayant tous donné le même résultat, l'auteur de la
note conclut qu'il est bien difficile de se procurer
des réactifs purs dans le commerce, et que les médecins légistes doivent faire la plus grande attention
à ce fait.

Cependant il a été reconnu depuis lors, comme
l'a démontré du reste M. Chevallier, que, si le
zinc contient de l'arsenic, c'est qu'il est uni à de
l'antimoine ; mais que le zinc seul n'en contient

presque jamais aucun atome ; qu'on peut , par différ-
rens moyens , obtenir de l'acide sulfurique qui ne
donne pas de l'arsenic ; enfin , dans les cas où l'arsenic n'existe pas dans les réactifs que l'on avait
employés , on a pu se convaincre que les taches ob-
servées étaient dues à des gouttelettes de la solution
de zinc entraînées mécaniquement.

Du reste , connaissant les caractères des taches
arsenicales, il nous sera , par suite, facile de les
distinguer des taches fournies par d'autres substances.

Ainsi les taches antimoniales sont miroitantes,
de couleur variant du gris foncé au gris argentin ,
moins volatiles que celles de l'arsenic par la chaleur
à l'air libre, qui les oxyde avant de les sublimer, et né
répandent alors aucune odeur. Le chlorure d'oxyde
de sodium ne dissout point à froid les taches d'antimoine , tandis qu'il fait disparaître instantanément
les taches d'arsenic.

Les taches de fer sont rousses , non volatiles , peu
miroitantes , solubles dans l'acide chlorhydrique ;
la solution obtenue précipite en bleu par le prus-
siate jaune de potasse et de fer , et en noir, après
un certain temps, par la teinture de noix de galle.

Les taches de crasse prennent le nom de *pseudo-
taches ;* elles sont peu miroitantes, de couleur assez
variable, et dans certaines circonstances imitent celle
des métaux , peu ou point volatiles , etc. Ces différentes taches peuvent se trouver réunies. Nous ter-

minerons par les quelques lignes suivantes, apparte-
nant au *Manuel pratique de l'appareil de Marsh* (1).

« Dès l'instant où la question d'arsenic et d'antimoine est examinée sans pouvoir être résolue, il
faut frotter avec du papier à filtre, avec du verre
pilé, ou avec du grès, toutes les taches obtenues,
délayer le papier, le grès ou le verre pilé dans un
peu d'eau, et introduire le tout dans un autre appareil fonctionnant à blanc. Si les premières taches
étaient arsenicales ou antimoniales, il se produira
de nouvelles taches par suite de cette opération ;
tandis que si la crasse seule était cause des premières,
on n'obtiendra rien dans la seconde épreuve. »

---

(1) Page 266

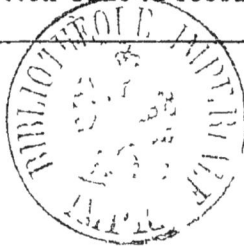

FIN.

TABLE DES MATIÈRES.

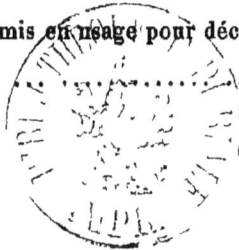